RÉPLIQUE

A

M. RASPAIL

ET PAR SUITE

EXAMEN DE SES DOCTRINES MÉDICALES:

LE CAMPHRE ET LES ANIMALCULES,

L'ANNUAIRE ET LA DÉFENSE.

PAR

ED. LANGLEBERT,

DOCTEUR EN MÉDECINE DE LA FACULTÉ DE PARIS, PROFESSEUR DE PHYSIQUE
ET DE CHIMIE, AUTEUR D'UNE MÉTHODE D'ANALYSE CHIMIQUE
APPLIQUÉE A LA MÉDECINE, etc.

Courte vie, art immense.
HIPPOCRATE.

Prix : 40 centimes.

PARIS,

CHEZ ALFRED BOUCHARD, LIBRAIRE,
RUE RACINE, 1, ET RUE DE LA HARPE, 82.
ET CHEZ L'AUTEUR, 25, RUE ST.-ANDRÉ-DES-ARTS.
1846

Imp. D'Edouard Bautruche, rue de la Harpe, 90.

RÉPLIQUE A M. RASPAIL

ET PAR SUITE

EXAMEN DE SES DOCTRINES MÉDICALES.

Ce n'est pas chose nouvelle dans l'histoire de la médecine, que de voir apparaître de temps en temps des hommes qui, s'abandonnant aux illusions d'une imagination sans frein, prétendent révolutionner la science et renverser en un jour et d'un trait de plume un édifice fondé par le génie des âges et appuyé sur une base qu'ont affermie trois mille ans de travaux et de persévérants efforts.

Dans le délire d'un fol orgueil ou d'un enthousiasme irréfléchi, ils veulent détruire des doctrines que le temps a consacrées, saper des institutions que la pensée humaine et la civilisation ont établies. Novateurs insensés, ils négligent dans leur fougueuse impatience l'observation calme et réfléchie des faits, seul flambeau de la vérité, et cherchent à remplacer les déductions savantes de la raison par de trompeuses hypothèses, les données de l'expérience par les aberrations de leur pensée !

Illusions d'un jour ! tentatives téméraires ! dont le temps fait justice, en les dépouillant tôt ou tard de leur prestige et en mettant à nu leur vaniteuse faiblesse !

N'est-ce pas là l'éternelle histoire de ces audacieux sceptiques qui pensèrent suivre la nature, en sonder les mystères, alors qu'ils s'égaraient dans les ténébreux détours de leur pensée individuelle ? Tels furent les Paracelse, les Brown et tant d'autres, dont les doctrines éphémères ont disparu devant le froid et impassible regard de la raison.

Et si je voulais ici, sortant de mon sujet, parcourir le vaste champ sur lequel s'exerce le génie de l'homme, combien ne pourrais-je pas citer de ces esprits inquiets et moroses qui dans la politique, dans la littérature, dans les arts, dans les sciences, tentèrent des réformes impossibles, se posant alors en victimes incomprises et persécutées, et lançant l'invective sur quiconque ne goûtait pas leurs paradoxes.

Certes, si quelque chose est en droit de nous surprendre, c'est de voir se renouveler de pareils faits en plein xixᵉ siècle et dans un pays qui se vante à juste titre de marcher à la tête de la civilisation ; c'est de voir de semblables doctrines prônées, soutenues, défendues par toutes les voix de la publicité, venir jusque dans le sanctuaire de la justice faire parade de leur vanité !

Je n'entreprendrais pas de lutter contre de telles prétentions, je laisserais au temps et à la raison le soin de les réduire à leur juste valeur, si à côté du ridicule qui leur revient, un intérêt du premier ordre ne se trouvait en cause ; si la santé du public, dont elles semblent se jouer, sous le masque de la philanthropie, n'était mise en péril. Car la foule, toujours crédule à l'endroit de la médecine, se laisse facilement entraîner par les dehors séduisants de ces faiseurs de merveilles ; et Dieu sait ce que souvent lui coûtent les illusions de cette espèce !

Je sais à quels dangers je m'expose en accomplissant cette tâche ; je sais quelles colères je vais exciter contre moi ; mais que peuvent être de telles appréhensions en présence d'un devoir sacré que l'on cherche à remplir avec la conscience du bien ?

Je n'ai pas l'honneur d'appartenir à cette Société de 400 médecins qui a soulevé tant de haine au cœur de M. RASPAIL ; je n'ai jamais approuvé les poursuites dirigées contre lui ; je ne suis et ne veux être le protégé de personne ; je ne suis qu'un simple et obscur prolétaire de la médecine, venant parler le langage de la raison au public que l'on a pris pour juge et pour matière à expérience dans cet incroyable système.

Que M. Raspail ne pense pas qu'un motif autre que celui de la vérité me fasse élever la voix; qu'il ne croie pas qu'un intérêt de boutique, comme il dit, soit capable de m'engager à lui répondre. Non, mille fois non! Dieu merci, la médecine est encore au-dessus de pareilles misères! S'il existe quelques forbans de l'art qui déshonorent leur belle profession dans d'ignobles trafics, c'est un malheur exception-nel, une honte isolée, que les vrais médecins déplo-rent et flétrissent les premiers, et dont ils repoussent toute solidarité. Disons-le hautement, sans crainte d'être démenti, dans ce siècle d'égoïsme et d'intérêts matériels, l'humanité et le désintéressement sont en-core les vertus dominantes du corps médical.

Qu'il me soit permis de rappeler ici un fait dont le souvenir restera à la louange éternelle des méde-cins français. C'était à l'une des séances du Congrès médical : il s'agissait de discuter la question des ho-noraires que la loi devait garantir aux médecins. L'assemblée était nombreuse et animée; la séance venait de s'ouvrir; déjà l'impatience et le dégoût se dessinaient sur tous les visages, quand un orateur, dont je regrette de ne pouvoir citer le nom, monte à la tribune, et, dans une courte et vive allocution, propose à ses collègues de ne point s'occuper plus longtemps d'un tel sujet et de passer à l'ordre du jour. Aussitôt l'assemblée se lève comme un seul homme et vote par acclamations sur les conclusions de l'orateur.

Puisque la médecine est un sacerdoce, dites-vous, le médecin comme le prêtre doit vivre de l'autel. Mais oublie-t-il pour cela les droits sacrés de l'humanité? Le voit-on interdire l'entrée du temple au malheur indigent? Ne le voit-on pas, au contraire, toujours prêt à payer de sa personne, toutes les fois qu'il s'agit d'une souffrance à calmer, d'une douleur à consoler, d'une bonne œuvre à faire? Que prouvent quelques exceptions à la règle, si ce n'est l'imperfection de notre nature! Sont-ce des médecins qui ont imaginé de placer à leur porte un bureau de recettes où l'on fît payer en entrant 10 francs par personne! Grâce à Dieu, ce genre de philantropie imaginé par M. Raspail, leur était encore inconnu.

M. Raspail parle sans cesse de la haine des médecins, la pire de toutes les haines, dit-il, confondant ainsi une vertueuse indignation avec les basses et ignobles suggestions de l'envie. Il se croit, ou feint de se croire entouré d'ennemis qui le persécutent ; il se voit toujours, ainsi qu'il le dit, assailli par des rois Georges qui cherchent à le perdre. Erreur d'un esprit soupçonneux et chagrin ! que M. Raspail se rassure, et ne veuille pas me confondre avec ses prétendus ennemis. Non, ce n'est pas la haine qui m'inspire en cette occasion : ce triste sentiment est encore étranger à mon cœur ; je n'ai jamais trempé ma plume dans son fiel. Comme tant d'autres, au contraire, j'ai partagé l'intérêt qui s'attache toujours à l'homme que l'on poursuit pour une idée bonne ou mauvaise, et tous mes vœux étaient pour M. Raspail, alors que sur un plus grand théâtre, il venait défendre, au péril de sa liberté, ses opinions politiques. Mais cette sympathie que le peuple, dans sa généreuse spontanéité, accorde à tout ce qui subit même l'ombre d'une persécution, et dont M. Raspail sait tirer si habilement parti, doit-elle imposer silence à la voix de la vérité ? N'est-ce pas, au contraire, une raison plus puissante de combattre l'erreur, alors que celle-ci se présente soutenue par le prestige d'un nom populaire et d'une parole éloquente ?

M. Raspail a prétendu avoir renversé la chimie : la science de Lavoisier est encore debout. Il a prétendu avoir bouleversé la physiologie et la botanique :

la science des Haller et des Jussieu est encore là, calme comme la nature dont elle est l'interprète, impérissable comme la gloire de ses immortels auteurs. Examinons s'il a été plus heureux dans ses efforts contre la médecine, et si la science d'Hippocrate et de Sydenham doit tomber ou seulement fléchir sous ses attaques.

Je n'emploierai pas dans cet examen d'autres armes que celles de M. Raspail. Il fait appel à la raison du public; c'est à cette même raison que je m'adresserai pour le combattre ; seulement je m'efforcerai d'en parler le langage simple et précis; je chercherai à convaincre et non à séduire ; j'éviterai surtout l'emploi de ces grands mots plus capables d'entraîner que de persuader, et dont M. Raspail semble faire un trop fréquent abus. Car tout ce luxe de phraséologie déployé dans ce morceau de poésie qu'il appelle *sa Défense* n'est fait que pour agir sur des esprits vulgaires, cacher l'erreur et dissimuler la faiblesse du fond sous le brillant de la forme. La Vérité est une belle jeune fille, qui ne se pare que de sa simplicité.

Pour M. Raspail, la cause première de toutes nos maladies consiste dans « le parasitisme externe ou « interne d'œufs aquatiques de vers, de larves de

« mouches et chenilles, d'acares, d'insectes parfaits,
« poux, puces, punaises, coléoptères, enfin d'hel-
« minthes ou vers intestinaux, qui prennent l'homme
« au berceau et ne l'abandonnent souvent qu'à la
« tombe, etc.!!!..» C'est ainsi qu'il s'exprime dans son
Annuaire de la santé et de la maladie, page 14,
paragraphe 8.

Un peu plus loin, p. 59, revenant à son idée favo-
rite, il dit encore : « Dans le cadre des maux qui tor-
« turent et compromettent notre existence, l'action
« des causes animées et parasites de notre corps joue
« certainement le plus grand rôle. La nature a livré
« les espèces animales à la voracité les unes des au-
« tres. Le tigre, le lion, l'ours, le boa, le croco-
« dile, etc., vont à la chasse de l'homme, comme
« l'homme va à la chasse du cerf, des sangliers, des
« lièvres, des faisans, etc... Mais il est des animaux
« infiniment petits qui sont aussi friands de notre
« chair que peuvent l'être l'ours et le tigre...» Puis
un peu plus bas, à la même page, M. Raspail, dans
sa bienveillance pour la médecine et les médecins,
ajoute : « Depuis plus de deux mille ans, la méde-
« cine scholastique a été, sous toutes les formes ima-
« ginables le jouet de l'œuvre de ces infiniment petits
« qui prennent l'homme au berceau et le suivent

« jusqu'à la tombe, pour le livrer ensuite à des vers
« plus âpres qu'eux à la curée. Dès ce jour, on peut
« le déclarer hautement, la médecine hippocratique
« a fait son temps... et les facultés s'apprêtent à dé-
« poser leurs vieilles simarres à la porte du Mu-
« séum, etc. »

Aux petites causes les grands effets ! Ah ! c'est ici l'occasion de le dire. Voilà la médecine renversée par des
animalcules ! voilà les Facultés forcées de fuir, pour
se réfugier au Muséum, devant des œufs aquatiques de vers, de larves de mouches et chenilles,
d'acares, d'insectes parfaits, poux, puces, punaises et autres de ce genre !... C'est divertissant : et
nous aurions le bon goût d'en rire, si cette singulière
théorie ne devait avoir d'autres conséquences.

Mais n'est-ce pas vraiment faire outrage à la
science que d'oser, à notre époque, assigner une
pareille cause à toutes nos maladies ? Quoi ! ces maladies si diverses, si variées dans leurs symptômes, si
changeantes dans leurs aspects ; ces maladies qui,
d'un individu à un autre, diffèrent comme diffèrent
les caractères et les physionomies ; ces maladies ne
reconnaîtraient qu'une cause toujours identique !
Ainsi l'homme vivant ne cesserait d'être la pâture
d'animalcules parasites et voraces, qui, labourant

ses tissus dans tous les sens, y produiraient tous les genres de douleurs !... Mais, c'est à faire frissonner si l'on pouvait y croire !

Rassurons-nous cependant : un pareil système ne peut être que le fruit de la manie de généraliser, et ne saurait exister que dans l'imagination de son inventeur. Sans doute, des animaux parasites sont quelquefois la cause de nos souffrances. Tels sont les vers intestinaux, les cysticerques, l'acarus de la gale, etc. La médecine ne le conteste pas, et elle sait aussi bien que vous les chasser de l'organisme. Mais est-ce à dire pour cela que toutes, ou au moins les neuf dixièmes de nos maladies, sont·le résultat de cette cause? Montrez-nous donc les animalcules qui produisent la pneumonie, la fièvre cérébrale, la fièvre typhoïde, le rhumatisme, et tant d'autres affections redoutables?... Vous avez beau dire, page 74 de votre livre, que la fièvre cérébrale *a pour cause l'action de quelque vermine sur le cerveau, où elle attire et congestionne le sang;* que le rhumatisme *est dû à la présence d'un helminthe dans le tissu musculaire,* et, chose plus bizarre encore, que les phénomènes de la fièvre intermittente sont dus *à des alternatives de repos et de nutrition d'une cause animée* (page 174)... Toutes ces phrases ne sont que des assertions sans preuves, des vues de l'imagination, tout au plus capables de séduire quelques esprits légers et superficiels , mais sans aucune valeur pour des hommes sérieux. Quoi de plus vague que ces expressions de *vermine* , *helminthe* , *cause animée* , dont vous vous servez à chaque page? A coup sûr, vous n'avez rien vu de tout cela ; car, s'il en était ainsi, vous nous parleriez au moins des caractères physiques de ces causes animées auxquelles vous faites jouer un si grand rôle ; vous nous traceriez la description de chaque espèce dans chaque maladie ; nous saurions à quelle classe, à quel ordre du règne animal elles appartiennent , quel nom scientifique elles portent, etc...

Que diriez-vous si chaque malade qui va vous consulter vous demandait de lui faire voir l'animalcule qui produit sa maladie ? Certes, vous seriez fort embarrassé de satisfaire à ce désir ! et pour cause... à moins toutefois que vous n'imitassiez ce fameux dentiste qui, en plein vent et avec une adresse incomparable, faisait sortir *le ver* de la dent cariée, à la grande satisfaction du propriétaire de la dent, et au grand ébahissement des spectateurs.

Mais voyez à quelles erreurs conduit l'esprit de système ! M. Raspail, parlant, à la page 40 de son

livre , des maladies de l'enfance, dit : « Les enfants
« des deux sexes, mais surtout les jeunes filles, sont
« sujets à l'invasion des vers intestinaux, surtout à
« celle des ascarides vermiculaires. Les petits enfants
« restent beaux et bien portants tant qu'ils sont en
« nourrice ; les épices, que ne se ménage pas la pay-
« sanne, passant dans le lait, servent de vermifuge au
« nourrisson. Mais, une fois rendus dans leurs fa-
« milles, ces pauvres petits amours s'émacient, s'étio-
« lent, en vivant de douceurs et de biscuits. L'asca-
« ride vermiculaire pullule dès-lors dans leurs en-
« trailles, et le médecin ne s'en doute que lorsqu'il
« en voit sortir : autrement, c'est la bile, c'est le
« sang, c'est le lymphatisme, c'est la cachexie, c'est
« l'inflammation. »

Or, rien n'est plus faux que cette assertion. Quel
est le médecin praticien qui, ayant quelque habitude
de traiter les maladies des enfants, ne sache combien
la présence dans leurs entrailles des vers intestinaux
est commune dans les campagnes, tandis qu'au contraire cette affection est très rare à la ville, et surtout
à Paris ? C'est là un fait signalé par tous les bons ob-
servateurs, et que tous les raisonnements du monde
ne sauraient détruire. J'en appelle à tous ceux qui
n'ont pas fabriqué leur système.

Quoi qu'il en soit, si l'homme, pour se défendre contre les grands animaux qui menacent son existence, a le plomb et la poudre, il lui fallait une autre arme pour atteindre ces infiniment petits animalcules qui ont l'audace de se cacher dans l'épaisseur de ses tissus et jusque dans les cavités les plus secrètes de ses organes pour y porter le trouble et la destruction. Cette arme, M. Raspail l'a trouvée : c'est LE CAMPHRE !!!.. Voilà le grand cheval de bataille de ce nouveau système ! Voilà la substance qui, sous toutes les formes, solide, liquide, en poudre, en grumeaux, en vapeurs subtiles, s'insinue partout, pénètre dans tous les plis et replis de nos organes, pour y porter la mort..... aux animalcules, y détruire à jamais les œufs aquatiques, et jeter la désolation au milieu des acares ! Voilà la panacée du XIXe siècle ! Cigarettes de camphre, camphre à fumer, camphre à priser, camphre à manger, eau-de-vie et alcool camphrés, pommade camphrée ; huile camphrée, bougies camphrées, lotions, frictions, cataplasmes, lavements camphrés : voilà toute la médecine moderne ! On ajoute bien quelques autres substances, telles que l'aloès, le sel de cuisine, l'eau de goudron, la racine de garance, etc. Mais il ne faut pas s'y méprendre, c'est seulement comme satellites du grand spécifique.

AINSI DES ANIMALCULES PRODUISANT LES NEUF DIXIÈMES DE NOS MALADIES ; LE CAMPHRE POUR LES COMBATTRE, VOILA EN RÉSUMÉ TOUTE LA DOCTRINE DE M. RASPAIL.

Eh quoi ! est-ce donc pour faire cette trouvaille qu'il vous a fallu, dites-vous, parcourir, rapide comme l'air, l'empire de la nature ? que, prenant par la main cette bonne paysanne, vous avez fréquenté avec elle les prés qui verdoient et le bord des ruisseaux qui foisonnent de vie ?.... En vérité, je serais tenté de vous plaindre, si cette excursion magique n'eût été pour vous le texte d'un charmant morceau de poésie que j'ai lu avec beaucoup de plaisir.

J'ajouterai toutefois, pour être juste, que vous ne vous serviez que du microscope, et qu'avec cet instrument, il est permis d'avoir la vue courte. Mais revenons à notre sujet :

Nous avons parlé de la cause; nous allons maintenant nous occuper de la médication, si justement appelée CAMPHRAGE UNIVERSEL.

Jusqu'à présent les médecins avaient eu la simplicité de croire que le camphre, utile quelquefois pour combattre les accidents nerveux qui compliquent les maladies inflammatoires, les contusions, les douleurs rhumatismales, les névralgies, quelques maladies des organes génitaux-urinaires, l'asthme et les affections spasmodiques, était sans efficacité et souvent fort dangereux (1) dans tous les autres cas. Cette naïve croyance, ils la devaient à l'observation attentive des faits ; ils pensaient qu'après avoir essayé le camphre sans succès dans beaucoup d'autres maladies, son usage devait être restreint aux seuls cas où son action s'était montrée salutaire. Insensés qu'ils étaient ! Combattants maladroits qui laissaient tomber leur arme au moment du danger, au moment où apparaissaient à l'horizon, comme une nouvelle plaie suscitée par la baguette d'un nouveau Moïse, des légions d'animalcules, des nuées d'acares et d'œufs aquatiques !

Ah ! pleurez de douleur, mes chers confrères, vous qui n'avez pu prévoir que le camphre allait PRÉVENIR ET GUÉRIR TOUS NOS MAUX, que devant ce SPÉCIFIQUE UNIQUE allaient disparaître, comme par enchantement, toutes les douleurs de l'humanité, que le CAMPHRE allait vaincre la boîte de Pandore !

Mais écoutons les oracles de la nouvelle doctrine : suivons page par page le livre qui les renferme.

____

(1) Voyez à la fin page 27.

Et d'abord, nous rencontrons à la page 112, *de l'Annuaire de la santé*, la première section qui contient UN RÉSUMÉ HYGIÉNIQUE OU MÉDECINE PRÉVENTIVE RÉDUITE A SA PLUS GRANDE SIMPLICITÉ. C'est en effet charmant de *simplicité*, comme vous allez voir.

Jusqu'alors, cher lecteur, vous avez pensé comme moi, sans doute, que pour vous bien porter, il vous suffisait d'éviter les excès, les veilles prolongées, le chaud et le froid, etc., de prendre une nourriture saine, d'habiter un lieu sec et aéré, en un mot, de suivre exactement les préceptes si connus de l'hygiène. Et bien ! c'était là une erreur grossière : toutes ces précautions seules étaient impuissantes à nous préserver d'aucun mal ; pas même de la plus petite douleur..... Aveugles que nous étions ! que pouvaient ces précautions contre les œufs aquatiques, les helmintes, les acares, etc., qui trouvaient toujours moyen, les traîtres, de s'insinuer dans nos chairs. Mais que faire, me direz-vous ? Ecoutez M. Raspail ! il vous l'apprend à la même page, paragraphe 3. Je cite textuellement :

« Changez de linge soir et matin, et après chaque
« transpiration trop abondante ; mais à chaque fois
« nettoyez-vous le corps avec de l'alcool camphré.
« Par dessus la lotion, faites-vous frictionner par une

« main douce avec la pommade camphrée. Ceux qui
« n'ont pas le moyen de se faire frictionner y sup-
« pléeront par une serviette et un mouchoir graissé
« avec la pommade camphrée, qu'ils se passeront en
« sautoir tantôt de gauche à droite, tantôt de droite à
« gauche, en tenant un bout de la main droite par de-
« vant, et l'autre bout de la main gauche en arrière.
« Ils se frictionneront en tirant, alternativement de
« haut en bas, le bout de devant et le bout de derrière. »

Ainsi, cher lecteur, tranquillisez votre ame ; car il
ne vous reste plus pour vivre en paix avec les animalcules qu'à trouver une main douce pour vous frot-
ter, ou à étudier la manœuvre du mouchoir, en tirant le bout de devant et le bout de derrière. Je vous
souhaite surtout la main douce.

Comme on fait son lit on se couche, dit-on : M.
Raspail n'a pas oublié le proverbe. Car un peu plus
bas, toujours à la page 112, paragraphe 4, il dit :
« Saupoudrez chaque soir vos lits et ceux de vos
« enfants avec la poudre de camphre, entre les ma-
« telas et les draps ; vous protégerez ainsi vos nuits,
« et contre les écarts de l'imagination qui rêve et
« contre l'invasion des insectes nocturnes qui, par
« leurs piqûres, rendent le sommeil pire que l'in-
« somnie. »

C'est ici surtout que je m'accuserais d'ingratitude si je ne remerciais M. Raspail de cette invention. En vérité, rien n'est plus charmant, plus suave, plus oriental qu'une nuit camphrée ! Il faudrait la muse d'un lord Biron pour en dire les douces voluptés ! C'est le bonheur entre deux draps depuis dix heures du soir jusqu'à six heures du matin.

Sous un ciel si changeant que le nôtre, où les variations de la température se font si cruellement sentir, il importe de savoir se prémunir contre cette cause si fréquente de maladies. On pensait généralement qu'il suffisait pour cela d'un vestiaire bien garni. Dans quelle étrange erreur on était encore tombé ! Lisez page 35, paragraphe 67 : « Les frictions à la « pommade camphrée, soir et matin, (toujours par la « main douce ou avec le mouchoir) sont un excellent « préservatif contre les variations brusques de la tem- « pérature.»

Si vous ajoutez à cela, comme on le conseille à la page 34, « une coiffure ample, chaude, sans rai- « deur et sans aucune forme arrêtée d'avance... » Si vous portez « un manteau à capuchon, non pour « imiter les moines, mais bien nos villageoises ; enfin « si vous rajeunissez les galoches de vos « grand'mères sous la forme de simples mais élé-

« *gants sabots ; et si vous remplacez le parapluie*
« *par un manteau de gaze imperméable et à capu-*
« *chon...* » je vous le dis, en vérité, vous pourrez
dans tous les temps braver l'inclémence des saisons.

Mais vraiment cette doctrine nous confond d'ad-
miration. Quelle prévoyance! non-seulement elle a
pensé aux soins que réclame notre enveloppe maté-
rielle, mais encore elle a pourvu aux besoins de l'esprit. Voulez-vous que l'inspiration docile et féconde
descende en votre âme? Voulez-vous que votre imagination soit riche et brillante, que votre pensée
joue sans effort?... M. Raspail vous en donne la recette à la page 113 de son livre, paragraphe 7.

« Travaillez d'esprit, à jeun, et la cigarette à la
« bouche. »

C'est merveilleux! Qui dirait que dans un petit
tuyau de plume, tout bourré de quelques grumeaux
de camphre se trouveraient tant de vertus? Petite
cause, grands effets!

Je fume la cigarette avec ardeur en ce moment....

Enfin, ce qui est le comble de l'art, M. Raspail a ré-
solu le plus important problème de la philosophie et
de la médecine; *mens sana sit in corpore sano.* Pour
arriver à ce résultat :

« Trois fois par jour écrasez sous la dent gros

« comme un pois de camphre, et avalez-le au moyen
« d'une gorgée soit d'eau de chicorée, soit d'eau de
« houblon, soit d'eau de goudron. (Page 113, para-
« graphe 12). » La recette est infaillible : surtout si
vous y ajoutez la cigarette de camphre, les frictions
camphrées avec la main douce ou le mouchoir, le lit
camphré, le chapeau sans forme, les sabots de votre
grand'mère et le manteau à capuchon.

Et maintenant parlerons-nous de la médecine
curative ? suivrons-nous M. Raspail dans cette liste
alphabétique de nos douleurs, par laquelle il termine
son livre ? En vérité, le courage nous manque, et
nous n'avons plus la force de rire. Nous y renvoyons
le lecteur. A quoi nous servirait d'énumérer toutes
ces maladies, dans l'histoire desquelles on voit toujours reparaître, comme causes, les œufs aquatiques,
les helminthes, les acares, les crinons, les larves de
mouches, les poux, les puces, les punaises, etc., et,
comme traitement, le camphre, l'eau camphrée, etc.?
Ainsi, pour n'en citer que quelques exemples, ou-
vrons le livre ; à la page 118, article ALIÉNATION
MENTALE ; nous y trouvons : « que cette maladie est
« produite par la désorganisation plus ou moins pro-
« fonde ou la compression d'une portion quelconque
« de la pulpe cérébrale, par suite de l'introduction

« d'un corps étranger, du développement des hyda-
« tides (ou œufs du ténia), de l'érosion d'une larve
« ou ver de mouche, etc. »

Et plus bas, à l'occasion du traitement, nous li-
sons : « que les larges affusions d'eau sédative (c'est-
« à-dire de l'eau camphrée aiguisée d'ammoniaque)
« sur le crâne, autour du cou, sur les poignets, suffi-
« sent pour dissiper la folie, qui disparaît alors
« comme par enchantement. »

O Esquirol, où êtes-vous !

S'agit-il des secours à donner aux noyés ? « on
« lotionne des pieds à la tête, d'abord avec de l'alcool
« camphré ; par-dessus la lotion, on frictionne
« vigoureusement avec la pommade camphrée... on
« arrose le crâne d'eau sédative, et on entoure le
« cou d'une cravate imprégnée d'alcool camphré. »
(Page 126.)

Est-il question d'hémorrhoïdes, de constipation,
de diarrhée, de cors aux pieds (page 157), de fièvre
cérébrale, d'incontinence ou de rétention d'urine?...
s'agit-il d'une hernie, de la jaunisse, d'une pneumonie, d'un anévrisme ou d'un clou, de la migraine ou
d'un panaris, etc., etc.?... c'est toujours la même
note monotone et camphrée.

Puis, comme preuve de l'excellence de la méthode,

viennent les récits des cures merveilleuses obtenues par elle, avec les noms et les adresses des bienheureux mortels qui ont pris du camphre. Mais de quelle valeur peuvent être de tels récits pour des gens sérieux et intelligents ? Que prouvent-ils, sinon que la plupart de nos maladies peuvent être guéries , avec le temps, par les seuls efforts de la nature , et en dépit souvent d'une mauvaise médication ? Quel est le charlatan de bas étage qui n'a pas tous les jours des guérisons plus ou moins miraculeuses à raconter ? Car, je ne saurais trop le répéter, *la plupart de nos maladies sont curables par les seuls efforts de la nature* , et le médecin honnête ne doit intervenir que pour en surveiller attentivement la marche , en favoriser la guérison par une médication prudente, et surtout par la salutaire influence qu'il exerce moralement sur le malade. Mais s'il arrive que celui-ci s'adresse à un empirique qui lui fasse suivre un traitement assez inoffensif pour ne pas trop contrarier la tendance favorable de la nature, oh alors ! c'est un concert de louanges sur l'effet merveilleux de la médication et sur l'habileté de l'empirique. Et cette bonne nature, qui vous eût guéri seule, avec moins de temps, et surtout avec moins de frais, est oubliée. C'est là ce qui fait la fortune des médicastres. M. Raspail convient cependant qu'il existe *quatre* maladies qui jusqu'alors lui ont résisté. Cet aveu est plein de modestie et de bonne foi. Mais *il y a encore quelque chose là*, dit-il, comme Chénier, en se frappant le front... Espérons qu'il en sortira bientôt pour le bonheur de l'humanité, non pas une nouvelle Minerve, mais un nouveau bocal de camphre.

Détournez vos regards d'un tel spectacle, mânes des Dupuytren, des Laënnec, des Corvisart! Puissiez-vous ne pas apercevoir jusqu'où est descendue notre belle science, enrichie par vos travaux, et fécondée par votre génie! puissiez-vous ne pas la voir insultée dans ses représentants, et traînée dans la boue par un homme qui se dit le confident de la nature et l'interprète de ses lois!

La médecine hippocratique, dites-vous, a fait son temps... Ah! si vous n'avez d'autres armes pour la combattre, elle n'a rien à craindre. Elle a résisté à de bien plus rudes épreuves. Au commencement de ce siècle, parut un homme, grand par le génie, puissant par la parole, infatigable dans la lutte : c'était Broussais. Il voulut aussi renverser l'édifice médical, pour élever à sa place la médecine physiologique. L'engouement fut extrême alors : la foule encombrait les amphithéâtres de l'école et du Val de-Grâce pour entendre sa parole ironique et mordante; il comptait un grand nombre de prosélytes ardents et dévoués, et, pour un moment, on put croire qu'il avait atteint son but... Mais il n'avait pas encore quitté la terre, que déjà sa doctrine était abandonnée. Il en restait toutefois quelques vérités utiles, dont la science sut profiter, et pour lesquelles, dans sa reconnaissance , elle éleva une statue au grand homme. Rassurons-nous, la médecine hippocratique survivra comme elle a survécu à ses détracteurs de tous les temps ; elle leur survivra, non pour injurier leur mémoire, mais pour déplorer leurs erreurs.

Sachons profiter de cet enseignement : gardons-nous de toute exagération et redoublons d'efforts pour nous tenir dans le chemin de la raison ! Non, le véritable médecin n'est pas cet ambitieux enthousiaste, qui, dédaignant l'observation, source première de toute vérité, établit sur une idée préconçue un système exclusif, toujours ridicule, s'il n'était trop souvent dangereux ! Il ne cherche pas à faire violence à la nature pour la ployer au gré de son imagination : il sait trop combien sont variés, combien sont changeants et complexes les phénomènes de l'organisation, pour tenter de soumettre aux lois de l'unité les symptômes de nos maladies , et réduire leur traitement à une médication toujours la même dans tous les cas. S'étudiant au contraire à multiplier ses moyens d'action en raison de la variété des maladies qu'il doit combattre et des tempéraments auxquels il s'adresse, il n'accorde sa confiance éclairée qu'aux médicaments sanctionnées par l'expérience et justifiées par la raison. Ministre de la nature, il la suit et l'observe dans ses efforts, soit pour lutter contre elle quand elle s'égare, soit pour en favoriser la salutaire influence quand elle tend vers la guérison de nos douleurs.

Nous terminons là cet examen que nous voulions d'abord étendre beaucoup plus ; mais le dégoût nous a pris au milieu de notre tâche, et nous avons pensé qu'il est des théories tellement en dehors du sens commun, qu'elles sont au-dessous de toute discussion sérieuse. Et certes!, nous n'aurions point répondu à de telles extravagances si la popularité de leur auteur ne nous en eût fait un devoir.

Toutefois, il me reste encore à prévenir le public des inconvénients graves et des dangers que présente l'usage du camphre employé à doses trop fortes, ou même à faibles doses.

Un des premiers et des plus sérieux de ces inconvénients consiste dans l'action débilitante du camphre sur les fonctions des organes génitaux; action qui peut aller jusqu'à *l'impuissance absolue* ou *la perte sans retour du pouvoir procréateur*, ainsi que le démontrent un grand nombre de faits authentiques.

Cette propriété du camphre avait déjà été remarquée dans l'antiquité, puisqu'un aphorisme de l'École de Salerne établit que :

Camphora per nares castrat odore mares.
Le camphre rien que par l'odeur
Du mâle anéantit l'ardeur.

M. Giacomini, dont le témoignage est d'un très-grand poids dans cette matière, s'exprime ainsi : «Le camphre apaise les stimulus sexuels ; son usage cependant chez les jeunes gens ne doit pas être très-prolongé ; *car on a observé des marins et des peintres qui ont perdu sans retour le pouvoir procréateur par suite de l'usage de cette substance.* »

M. Guersant a observé des faits de cette nature : « Un jeune pharmacien de ma connaissance étant, dit-il, resté près d'une journée le nez au-dessus d'un bocal plein de camphre, se trouva pendant plusieurs jours dans un état d'impuissance presque absolue. » *Dict. des dict. de médecine, t.* **2,** *p.* **255.**

Les ouvriers qui travaillent au raffinement du camphre éprouvent souvent le même accident. On sait encore que cette substance est le meilleur contre-poison des cantharides ; que son usage a été proposé dans les séminaires, dans les colléges et dans les couvents ; mais qu'on y a renoncé à cause des dangers qu'il présentait. Je possède d'ailleurs plusieurs observations d'individus qui, s'étant soumis à la médication camphrée, ont éprouvé les mêmes effets, à tel point qu'ils ont failli perdre sans retour leur puissance génératrice. Je pourrais nommer ces personnes ; mais on comprendra ma réserve.

Cependant ces effets ne sont rien à côté de ceux que produit le camphre employé à dose un peu forte. Je n'en citerai que deux exemples tirés du Dictionnaire des dictionnaires de Médecine, ouvrage écrit avec indépendance et impartialité, et dont M. Raspail a de bonnes raisons pour ne pas révoquer en doute la véracité.

On lit page 254 du tome 2 : « Le fait le plus remar« quable qu'on possède sur l'action du camphre chez « l'homme, est celui qu'un médecin anglais, Alexan« der, a fourni sur lui-même en 1768. Voulant « s'assurer de la véritable action du camphre, « Alexander en a avalé un peu plus de deux gram« mes, dans un sirop, en une seule fois. Dix minutes « après, très-peu d'effet ; seulement le pouls est des-

« cendu de 77 pulsations à 75; le thermomètre ap-
« pliqué à l'épigastre marque un degré de moins
« qu'avant l'ingestion du camphre. Quinze minutes
« après, le pouls et la chaleur sont revenus à l'état
« primitif; mais l'expérimentateur éprouve une las-
« situde générale, de l'accablement. Ces phénomènes
« deviennent de plus en plus prononcés. Bientôt
« après l'expérimentateur dit que la tête lui tourne,
« et qu'il éprouve un sentiment de suffocation; ses
« idées se brouillent : il se lève, mais il peut à peine
« se tenir sur ses jambes, ses genoux fléchissent; il
« s'approche d'une croisée, les objets dans la rue lui
« paraissent ondoyants et comme couverts d'un
« brouillard. Il boit une tasse de bouillon, essaie de
« lire, mais en vain. A ces phénomènes succède un
« bourdonnement dans les oreilles, puis il tombe
« sans connaissance et avec une pâleur effrayante. Sa
« famille s'alarme avec raison : un de ses élèves est
« présent. Aussitôt après, des convulsions se décla-
« rent; le malade a l'écume à la bouche, les yeux
« égarés et extasiés. On appelle Cullen qui vole à son
« secours, puis le professeur Monro. Le malade peut
« à peine répondre aux questions qui lui sont faites.
« Enfin, ce ne fut qu'après des vomissements abon-
« dants, provoqués par de l'eau tiède, que ces symp-

« tômes se dissipèrent peu à peu, et que le malade
« revint à la santé. Il éprouva toutefois pendant plu-
« sieurs jours une sorte de raideur générale et de
« fatigue. »

Un peu plus loin on lit l'observation rapportée par
Edwards « d'un homme qui, ayant pris un lavement
« contenant 2 grammes de camphre , éprouva des
« symptômes analogues à ceux d'Alexander. »

Je sais bien qu'à côté de ces faits dont je pourrais
rapporter un bien plus grand nombre, on citera quelques exemples dans lesquels les mêmes doses de camphre et aussi des doses plus fortes n'ont produit que
des effets beaucoup moins marqués. Mais ceci ne fait
que confirmer ce que j'ai dit plus haut, c'est-à-dire,
que rien n'est fixe, rien n'est constant dans les phénomènes de l'organisation; que le camphre, utile dans
quelques cas déterminés, est dangereux dans beaucoup d'autres, et que son action est toujours incertaine.

En résumé, il n'existe et ne saurait exister aucune
panacée, aucun remède à tous maux. La prétention de
guérir toutes les maladies avec un même spécifique est
un de ces rêves qu'il faut placer à côté de ceux de la
pierre philosophale, de la quadrature du cercle et du
mouvement perpétuel.

Et maintenant si M. Raspail dans son ombra-

geuse susceptibilité, ne goûte pas nos simples observations, nous lui répondrons par ce vers classi-
quement célèbre :

C'est un droit qu'a *sa* porte on achète en entrant.

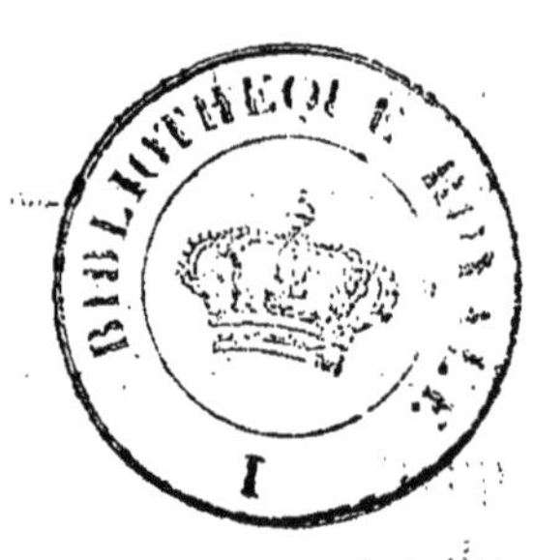

FIN.